SUR LA

DÉSARTICULATION

SCAPULO-HUMÉRALE

PAR

Le Dʳ Casimir ARTIGALAS

Lauréat de la Faculté de Médecine de Montpellier,
Ex-aide de Physiologie au laboratoire des Hautes-Etudes
de la même ville,
Médecin aide–major à l'Hôpital militaire St–Martin, Paris.

TARBES
IMPRIMERIE ÉMILE CROHARÉ
PLACE MAUBOURGUET ET RUE MASSEY.

1881

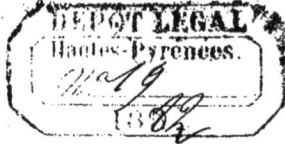

SUR LA

DÉSARTICULATION

SCAPULO-HUMÉRALE

SUR LA

DÉSARTICULATION

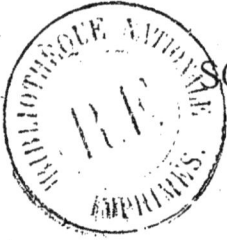

SCAPULO-HUMÉRALE

PAR

Le Dr Casimir ARTIGALAS

Lauréat de la Faculté de Médecine de Montpellier,
Ex-aide de Physiologie au laboratoire des Hautes-Etudes
de la même ville,
Médecin aide-major à l'Hôpital militaire St-Martin, Paris.

TARBES

IMPRIMERIE ÉMILE CROHARÉ

PLACE MAUBOURGUET ET RUE MASSEY.

1881

AVANT-PROPOS

Ce travail se compose de deux parties :
1° Revue critiques des procédés indiqués pour la désarticulation scapulo-humérale ; 2° Indications de quelques modifications qu'on pourrait apporter au procédé de D. Larrey, qui est, en France, le procédé d'élection.

Nous avons essayé maintes fois sur le cadavre le procédé modifié ; il est aussi simple que celui de Larrey et le résultat immédiat n'est pas difforme. Nous n'avons pas eu l'occasion de le pratiquer sur le vivant, c'est une lacune que nous regrettons, car nous savons que les opérations d'amphithéâtre ont besoin de la sanction sur le vivant, et c'est la seule façon légitime de les apprécier. Et il nous semble que quand un procédé ne menace pas la vie du sujet plus que les autres, et que les résultats paraissent devoir être meilleurs, on est autorisé à le conseiller et à le pratiquer à l'occasion.

Dr ARTIGALAS.

Ce 25 juillet 1881.

Classification des principaux procédés de la désarticulation scapulo-humérale.

Sans lambeaux
- Circulaire. { Alanson. Cornnau.
- Ovalaire. — Marcellin Duval.

Deux lambeaux.

Interne et externe.
- Egaux. — Benjamin Bell.
- Inégaux.
  - Grand lambeau externe et petit lambeau axillaire. { Lafaye. Dahl. Kloss. Cline-Chiari.
  - Grand lambeau interne et petit lambeau externe.
    - Un seul lambeau deltoïdien. { Ledran père. J.-L. Petit.
    - Deux. { Blasins. Scoutetten.
  - Avec petit lambeau axillaire. { Béclard. Rust.

Antérieur et postérieur.
- Seuls. { Desault. Dupuytren. Lisfranc. Larrey. Cuthrie. Poyet. Champeeme-Lisfrane.

Un lambeau.
- Axillaire. { Langembeck-Senior. Samson. Delpech.
- Externe.
  - Non dédoublé. { Walther. Foullioy. Ch. Bell. Sharp.
  - Dédoublé. — Bromfield.

SUR LA DÉSARTICULATION

SCAPULO-HUMÉRALE

Revue critique des procédés opératoires.

Nous ne donnerons pas la description de tous les procédés nommés dans la précédente classification. Ce travail, en outre qu'il serait sans intérêt, car beaucoup de ces procédés sont abandonnés en France et à l'étranger, nous entraînerait forcément dans de fastidieuses répétitions. Beaucoup d'entr'eux diffèrent tellement peu les uns des autres, que l'on regrette que leurs auteurs ne soient pas entrés dans plus de détails pour leur exposition, car il en est dont la similitude est au moins apparente. Nous nous attacherons donc surtout à exposer la méthode, n'arrivant au procédé particulier que lorsque une longue application en aura fait, pour un certain temps, le mode opératoire généralement suivi.

A. — *Méthode sans lambeaux.*

La méthode circulaire a été usitée dès longtemps, mais elle a été abandonnée même par ses auteurs, à cause surtout de sa difficile exécution que l'on peut dire même impossible si on n'ajoute pas une incision longitudinale permettant l'accès de l'articulation scapulo-humérale. Alanson lui-même l'avait reconnu et, après des essais infructueux, il avait adopté cette incision libératrice ; mais, ainsi modifié, le procédé rentrait dans la classe de ceux à deux lambeaux, et devenait à peu près celui que Poget employait en 1756 et qui plus tard a été imité par Fleury.

M. Marcelin Duval, au lieu de faire l'incision circulaire, l'a inclinée de dehors en dedans, et ainsi a rendu le procédé sans incision longitudinale praticable ; cette incision, semblable à celle que le même auteur a indiquée en 1849 pour l'amputation de la jambe au tiers inférieur, a reçu le nom de méthode elliptique. Elle donne un bon résultat ; cependant, elle n'a pas été généralement acceptée, sans doute à cause des difficultés opératoires inhérentes à son exécution.

B. — *Procédés à deux lambeaux, interne et externe.*

Les différentes façons de combiner deux lambeaux, l'un interne, l'autre externe, ont été, peut-on dire, employés pour l'articulation scapulo-humérale. Parmi ces procédés, il en est toute une classe qu'il faut rejeter hors le cas de nécessité, *à cause que* le résultat en est déplorable ; c'est la classe des procédés à lambeaux interne axillaire, brachial interne prédominant. *Ledran* et *J.-L. Petit* conservaient, en outre de ce lambeau brachial interne principal, un autre lambeau deltoïdien ; mais, à vrai dire, il était à peu près nul après cicatrisation dans le procédé de Ledran Senior.

Scoutetten et *Blasius* se privaient de la plus grande partie des téguments externes et ne conservaient que la partie antérieure (faisceaux claviculaires) du deltoïde et la partie de ce même muscle insérée à l'épine de l'omoplate. Mauvais tous deux, le Scoutetten est pire.

Les inconvénients de ces procédés sont :

1º L'exécution opératoire est difficile :

2º L'artère axillaire ne peut pas être liée dès l'abord et est exposée ; les vaisseaux deltoïdiens donnent abondamment ;

3º L'écoulement du pus est difficile (on a dû percer le lambeau interne) ;

4º La cicatrice est exposée, intolérante, souvent ulcérée.

Plus une manière d'opérer est simple et rationnelle, moins, paraît-il, il y a d'auteurs recommandables disposés à l'employer. Aussi, soit ignorance de l'acquis, soit mépris du déjà fait, aux bons procédés succèdent les mauvais sans que les uns influencent les autres, au grand détriment du progrès et des malades.

Dès 1734, Lafaye décrit un procédé à lambeau externe

principal ; en 1760, un moins bon est inventé par
Portal. Beaucoup plus tard, Kloss, en Allemagne,
Cline et Chiari en Italie suivent leur exemple, mais les
lambeaux qu'ils taillent sont, à peu de chose près,
celui de Lafaye. Ils ont toutefois le tort de faire le
lambeau externe beaucoup plus court que le chirurgien français, ce qui reporte la cicatrice plus haut
vers l'acromion et l'expose davantage.

Enfin, avant ces trois derniers auteurs, en 1787,
Benjamin Bell et, trois ans après, en France, Laroche,
avaient imaginé un procédé simple, facile et avanta-
geux. A trois travers de doigt du bord inférieur du
tendon du grand pectoral, ils taillaient une circulaire,
retroussaient légèrement la peau en manchette ; puis,
sur cette première incision, perpendiculairement à
elle, ils en faisaient tomber deux autres. La première,
antérieure, se terminant en haut entre l'acromion et
l'apophyse coracoïde ; la deuxième postérieure, de
situation identique et s'arrêtant un peu au-dessous de
l'épine de l'omoplate. Ainsi étaient formés deux
lambeaux : l'un externe formé par tout le deltoïde,
l'autre interne par toute la partie interne du bras. Les
lambeaux étaient aussi fournis que possible, et la
pesanteur seule les appliquait l'une sur l'autre,
l'écoulement du pus était facile et la cicatrice non
exposée.

On ne peut guère faire à ce procédé plus de reproches qu'à celui de Larrey, par exemple ; il était un
peu plus difficile que celui de Larrey, parce que l'in-

cision antérieure était plus proche de l'axillaire ; hors cela, il nous semble qu'il vaut à peu près autant que les procédés à deux lambeaux antérieur et postérieur ou à raquette dont le résultat est identique à ceux-ci. Cependant, ce procédé, sacrifiant l'artère et le nerf circonflexes postérieurs, peut être amélioré.

C. — *Procédés à deux lambeaux antérieur et postérieur.*

Parmi ces procédés, nous devons d'abord en décrire deux qui sont comme un compromis entre ceux que nous avons décrits jusqu'ici et ceux dont nous devons parler maintenant : ce sont les procédés de Béclard et de Rust.

Ces deux procédés peuvent et doivent être rapprochés du procédé de Larrey (nous citons celui-là comme le plus connu, quoique le procédé de Lisfranc et surtout celui de Guthrie en approchent beaucoup). On peut donc, sans s'écarter beaucoup de la vérité, dire que les procédés de Béclard et de Rust peuvent être considérés comme des procédés à raquette, auxquels on aurait adjoint un lambeau axillaire. L'intention manifeste des opérateurs a été de faire dans ce lambeau axillaire, ou plutôt brachial interne, triangle à angles émoussés, une pièce capable de s'ajuster exactement aux surfaces cruentées de la raquette et d'avoir ainsi une plaie en étoile à trois branches partout adossée avec elle-même. Mais si la coaptation est parfaite au moment de l'opération, l'inflammation la détruit et le

pus ou stagne dans la plaie ou détruit le contact. De
sorte qu'on peut négliger cette précaution opératoire
et se contenter de deux lambeaux seulement.

Nous arrivons maintenant aux procédés en faveur
de nos jours : de Desault, de Dupuytren, de Lisfranc,
les raquettes de Larrey et de Guthrie et la croupière
de Poget. Ils se ressemblent tous et l'on peut choisir
comme type le procédé de D. Larrey. Le décrire serait
inutile, tous les chirurgiens, tout le monde médical
le connaît. Exécution rapide, opération facile, résultats satisfaisants, prompte cicatrisation, voilà ce
qu'il donnait à D. Larrey. Ses campagnes, surtout
la triste campagne de 1812, lui donnèrent par son
procédé, dans les circonstances même les plus défa-
vorables, de remarquables succès ; témoin l'officier
qui, amputé en Pologne, pansé avec l'étoupade, revint
à Paris et se trouva guéri quand on enleva le premier
pansement. Mais la célérité opératoire n'est plus une
nécessité, grâce aux anesthésiques, et il est peut-être
possible de faire mieux que D. Larrey; c'est ce que
nous essayerons de démontrer plus loin.

Le procédé de Larrey tel qu'on le pratique actuelle-
ment dans les amphithéâtres s'écarte notablement de
celui de l'auteur lui-même. Nous ne pourrions l'exposer mieux que ne l'a fait M. Farabeuf ; copier sa description serait inutile, son livre étant entre toutes les
mains, nous nous contenterons d'y renvoyer. Nous
apprécierons ces procédés plus loin, cette appréciation
étant surtout le but de ce travail.

D. — *Procédés à un seul lambeau.*

1° LAMBEAU AXILLAIRE. — Langembeck le Vieux et plus tard Sanson ont attaché leurs noms à cette méthode opératoire. Une incision convexe en haut, plus ou moins rapprochée de la pointe de l'acromion, enlève toutes les parties molles de la région deltoïdienne, se continue convexe dans la région brachiale interne, et délimite un lambeau axillaire seul.

Ce procédé donnerait de si mauvais résultats qu'on ne peut penser à l'employer que dans les cas d'absolue nécessité alors qu'un traumatisme aurait enlevé toutes les parties molles du moignon de l'épaule, et il est probable que dans ces cas-là toute règle serait difficile à suivre et que le mieux est de s'en rapporter au bon sens du chirurgien.

2° LAMBEAU EXTERNE, NON DÉDOUBLÉ. — Walther, en 1810, Ch. Bell, en 1808, pour ne citer que deux noms, ont employé un vaste lambeau externe non dédoublé, descendant jusqu'aux attaches du muscle deltoïde, sans lambeau axillaire pour Ch. Bell, avec un très petit pour Walther. Le lambeau se réunissait mal parce qu'il était flottant au-devant de la plaie et beaucoup plus grand qu'elle ; le procédé était d'une facile et rapide exécution, surtout quand on *ponctionnait* le lambeau, à sa base, comme l'exécutait Dupuytren. Mais on sacrifiait complètement le membre de prime-abord et on ne pouvait lier l'axillaire ou la comprimer qu'au dessus de la clavicule, ce qui entraînait une perte de sang assez considérable.

Le procédé de Bromfield (fin du XVIIIe siècle 1792) permettait de lier l'artère dès le commencement de l'opération. Ce chirurgien taillait aussi comme les précédents un lambeau externe ; mais après avoir fait sa première incision antérieure dans l'interstice deltoïdo-pectoral, il en faisait une autre à partir de la pointe de l'acromion. Il dédoublait ainsi le lambeau en deux parties, laissant les deux cinquièmes à peu près du deldoïde entre les deux incisions. Bromfield avait eu soin de ne pas faire remonter trop haut l'incision postérieure et il ne la poussait que jusqu'au bord postérieur de l'aisselle. Il disséquait le lambeau antérieur, liait l'artère et évitait ainsi, puisqu'il ne touchait pas non plus en arrière à la circonflexe postérieure, toute hémorrhagie gênante. Le procédé est donc recommandable, mais il est susceptible de simplification.

Il nous resterait à parler des procédés à lambeaux antérieur et postérieur, exécutés à différentes époques par divers chirurgiens, mais ils n'ont visé que des cas particuliers et ne peuvent être généralisés.

En résumé, nous voyons donc que le progrès, de *même que pour toutes choses*, pour ce point de pratique cependant important, n'a pas été proportionnel au temps ; que toutes les indications ont été vues, qu'à toutes l'on a obéi successivement, mais qu'à un perfectionnement a souvent succédé un recul. Les deux procédés qui nous semblent les meilleurs sont, d'abord celui que nous connaissons en France sous le nom de D. Larrey, et plus encore peut-être celui de Bromfield, qui, simplifié, réalise les meilleures conditions, et, tel quel, est exccllent.

Anatomie topographique de la région.

Après cet exposé critique, il serait peut-être bon de résumer en quelques mots l'anatomie de la région, au point de vue de l'opération qui nous occupe.

La peau, dans la région scapulo-humérale, présente des attributs différents suivant le point où on l'examine. Sur toute l'étendue du deltoïde, elle est solidement fixée aux plans sous-jacents et ne se peut rétracter. Au delà des limites du muscle, au contraire, en avant et en arrière, elle est excessivement rétractile et, dans l'espace deltoïdo-pectoral notamment, toute incision un peu longue baille de quatre à cinq centimètres. Dans la région brachiale interne, la rétraction est à peu près nulle, mais sur le triceps dans une étendue de quatre centimètres environ en ce même point le muscle sous-jacent, le triceps est adhérent à l'os, de sorte que, faute d'attention, lorsqu'on sort d'une incision par dessous le bras, quelques faisceaux du triceps dépassent la peau.

Les muscles superficiels de la région sont peu rétractiles, tandis que ceux plus profonds qui s'insèrent au trochin et au trochiter et à la coulisse bicipitale de l'humérus le sont beaucoup. De là la nécessité de couper les premiers un biseau externe et de décoller les seconds de leurs insertions. M. Farabeuf, dans une note de son ouvrage, énonce ce précepte et l'oublie page 330 lorsqu'il figure le couteau de l'opérateur laissant une partie du grand pectoral attachée à l'humérus et le couteau non parallèle à l'os. Cela pourtant a une certaine importance, car après l'opération il se forme trois puits, en avant, en arrière et en haut, puits dont la cicatrisation est excessivement lente.

Artères et nerfs. — L'axillaire est le plus gros vaisseau de la région, celui que l'on doit lier dès qu'on le peut, parce qu'il peut donner rapidement une hémorrhagie mortelle, et qu'en le liant prématurément, on peut éviter presque complétement l'hémorrhagie. A la limite supérieure de la région, elle est recouverte par le coraco-brachial qui recouvre le nerf médian et qui lui-même est recouvert par le deltoïde et le grand pectoral ; un peu plus bas le coraco-brachial est remplacé par le faisceau interne du biceps. Donc pour arriver sur l'artère on peut suivre l'interstice deltoïdopectoral (Delpech) ou bien couper deux plans musculaires :

1° Grand pectoral et deltoïde ;

2° Coraco-brachial et faisceau interne du biceps huméral, et ce deuxième conservé, l'artère n'est nullement menacée.

Autour de l'artère axillaire sont les nerfs du plexus brachial.

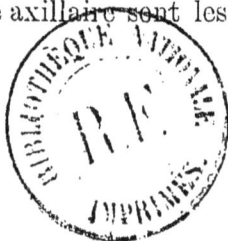

2

D'autres vaisseaux sont aussi sectionnés dans la désarticulation scapulo-humérale : ce sont les artères circonflexes, antérieure et postérieure. L'artère et le nerf circonflexes antérieurs suivent le col chirurgical de l'humérus accolés à l'os en grande partie ; ils ne méritent aucune mention spéciale.

Le nerf du deltoïde est le nerf circonflexe. « Né du plexus brachial par un tronc commun avec le radial, le circonflexe descend, contourne le bord inférieur du sous-scapulaire, croise à angle droit le bord inférieur du muscle grand rond et se place entre l'humérus et la longue portion du biceps (Tillaux). M. Richet se refuse à regarder comme une aponévrose dépendant du sous-épineux, la couche cellulo-fibreuse sous deltoïdienne ainsi comprise par Cruveilhier. L'atlas de MM. Paulet Sarazin représente le circonflexe postérieur accolé à l'humérus (vol. II, Pl 1, fig. 1) avec l'artère de même nom.

Or, cela manque un peu de vérité. Nous croyons que la disposition des parties n'est pas telle. Le deltoïde est contenu dans une gaîne aponévrotique, complète tant à sa face profonde qu'à sa face superficielle. Si l'aponévrose profonde n'est pas nette et brillante comme l'aponévrose superficielle. c'est que, à sa surface sont des tractuc fibreux, restes de la bourse séreuse sous-deltoïdienne qui est cloisonnée. Détachez les insertions inférieures du deltoïde et relevez le muscle, vous verrez quelques brides fibreuses se déchirer et vous arriverez ainsi jusqu'à la base du triangle deltoïdien par la face profonde. Regardez cette face profonde. Si l'artère et le nerf étaient dans le tissu cellulo-fibreux sous-deltoïdien, et s'il n'y avait pas d'aponévrose et s'ils étaient accolés à l'os, on devrait les avoir sous les yeux; or, il n'en est rien. Que voit-on ? Sur l'os, rien. Sur la face profonde du deltoïde soulevé, une sangle demi-circulaire à ouverture supérieure. Cette sangle est formée par l'artère et le nerf circonflexe postérieurs recouverts par une membrane assez épaisse qu'il faut sectionner pour les apercevoir. Qu'on n'appelle pas cette membrane aponévrose, si l'on veut; mais que l'on dise que l'artère et le nerf circonflexes postérieurs sont inclus dans le deltoïde et ne tiennent à l'os nullement. Cela est très important, car, cette situation étant établie, on voit qu'il n'y a aucune difficulté pour conserver artère et nerf dans le lambeau dans une désarticulation ou une résection. Donc l'artère et le nerf circonflexes postérieurs, contenus en arrière dans la gaîne du triceps, passent de celle-ci dans celle du deltoïde et sont séparés du col chirurgical de l'humérus par l'aponévrose profonde du deltoïde, doublée d'une bourse séreuse, cloisonnée, de glissement.

Mais, « les circonflexes n'offrent aucun intérêt chirurgical », disent MM. Tillaux et Richet. Cependant l'hémorrhagie par la circonflexe est assez gênante pour que M. Falabeuf conseille pour l'empêcher de lier l'axillaire au-dessus de l'origine de cette artère.

M. Paulet (An. top., page 684) s'exprime ainsi qu'il

suit : « Un des principaux reproches que l'on ait faits
au procédé de Dupuytren, c'est de couper l'artère et
le nerfs circonflexes. Je me demande quel intérêt il y
a à cela. Rien n'est facile comme de lier dans la plaie
les artères divisées et l'on n'a nullement à craindre
que la nutrition du lambeau en souffre. Quant à la
section du nerf, elle paralyse le deltoïde et une petite
portion du tégument, mais si l'on songe que le deltoïde n'a désormais plus aucun usage à remplir, on
en concluera que le dommage se réduit en somme à
peu de chose. » Nous reviendrons sur ces opinions.

Il nous resterait à parler de la disposition de l'articulation scapulo-humérale, au moins en ce qui regarde
les difficultés qu'elle présente à l'opérateur qui tente
la désarticulation. Mais ces détails anatomiques sont
exposés avec tant de clarté et de méthode dans le
livre de M. Farabeuf que nous n'avons pas à y revenir.
Nous dirons pourtant que la section prématurée de la
longue portion du biceps, aidée de la laxité de la
capsule articulaire, permet un écartement considérable des surfaces et rend la section des tendons beaucoup moins laborieuse qu'elle ne le serait sans cette
précaution.

Conditions que doit remplir un moignon de désarticulation scapulo-humérale.

Nous connaissons maintenant les divers procédés, ou, du moins, les diverses méthodes successivement suivies pour la désarticulation scapulo-humérale ; arrivons aux qualités que doit avoir le moignon donné par l'opération qui nous occupe.

Le moignon doit être indolent de façon à pouvoir supporter la pression d'un appareil prothétique qui, s'il n'est pas, dans le cas, excessivement utile, masque au moins assez suffisamment une difformité choquante.

Un moignon indolent, quelle qu'en soit la forme, est toujours un bon moignon. Or l'indolence est la conséquence forcée des conditions anatomiques suivantes : quantité considérable de téguments au bout du moignon, adhérence assez lâche de l'os sous-jacent aux plans musculaires et aponévrotiques qui le recouvrent ; enfin cicatrice aussi protégée et aussi peu étendue que possible. Or nous croyons que, pour la désarticulation de l'épaule, la conservation intégrale du deltoïde couvrira l'acromion et rejettera la cicatrice tout à fait dans la rainure entre lui-même et la paroi costale.

Examinons rapidement les points suivants :

1° Une première incision dans l'interstice deltoïdo-pectoral est-elle bonne ?

Il arrive fréquemment que, lorsqu'on commence une opération sur l'épaule, après traumatisme surtout, on ne sait si on réséquera ou bien si on désarticulera, et cependant dans l'incision verticale tombant de la pointe de l'acromion, d'ores et déjà, on paralyse la moitié du deltoïde. Lorsque Larrey (Dominique) fit son procédé, il n'avait pas à se préoccuper de cette alternative et cela est évident. Sans anesthésie, alors qu'il fallait aller vite, choisir un point plus rapproché des vaisseaux eût été bien téméraire ; mais à présent que les opérations ne se font plus sans chloroforme, on peut hardiment se porter dès l'abord sur l'artère axillaire dans l'insterstice deltoïdo-pectoral. Peut-on par une incision ainsi faite voir la tête humérale ? en portant le bras contre le thorax, le coude vers l'épaule saine, on aura une boutonnière où peut à l'aise se mouvoir l'index.

On ne peut pas commodément désarticuler avec cette seule incision, mais il n'y a qu'à en faire une autre incision le long de l'articulation acromio-claviculaire, et on a le procédé de M. Paulet, tandis que, si besoin est, on peut continuer la désarticulation en complétant l'incision. Donc de ce côté il n'est

pas impossible de faire ce que nous disons ; cela
d'ailleurs a été fait bien souvent, mais non pas dès
l'abord. Ceux qui veulent lier l'axillaire y trouveront
leur compte puisqu'ils auront là l'incision du procédé de Lisfranc.

QU'EST LE MOIGNON DONNÉ PAR LE PROCÉDÉ LE PLUS USITÉ ?

Ceci dit, voyons qu'est le moignon de désarticulation de l'épaule que donnent les procédés employés,
et à quoi peut-il servir ? D'abord par le fait de la
désarticulation disparaît la tête humérale, le diamètre
se trouve amoindri ; le deltoïde qui n'est plus soutenu
devient vertical au lieu d'être convexe après cicatrisation du deltoïde.

Il ne reste rien ; nous avons vu un certain nombre
de moignons. M. Farabeuf en figure un, page 331,
fig. 176 ; assurément, c'est la voûte acromio-claviculaire seule, sans parties molles, qui forme le moignon ;
aussi comprend-t-on facilement que Bonnet débarassât
son malade d'une saillie inutile et incommode en ré-
séquant l'acromion ; aussi Lisfranc ayant vu les suites
fâcheuses de l'opération, proposait-il de faire la même
opération, au moins chez les enfants. Le moignon
dans ces cas-là est intolérant, et la pression de tout
appareil prothétique douloureux. Il est vrai que l'on
s'est peu occupé des conditions d'être du moignon
d'épaule après désarticulation, mais cela pourrait bien
être parce que le moignon n'était utile à rien, que les

appareils prothétiques n'ont tenu compte de son exis-
tence que pour le protéger et non pour s'en servir.
Mais les appareils ne sont-ils pas susceptibles de perfectionnement si le lambeau rendait ces améliorations
utiles ?

RÉSULTAT ÉLOIGNÉ D'UN PROCÉDÉ CONSERVANT LE DELTOÏDE
AVEC SES VAISSEAUX ET SES NERFS.

L'acromion, dit très judicieusement M. Farabeuf,
forme une saillieeexposée, et ne doit avoir aucun rap-
port avec la cicatrice, ajoute-t-il ; oui, mais ce n'est·
pas assez, et mieux vaut, puisque c'est tout aussi com-
mode, lui donner un épais coussin musculaire, si le
deltoïde complétement respecté conserve ses fonctions,
fibreux et insensible s'il en perd une partie. La rétraction du deltoïde le pelotonne au bout de l'acromion,
compense ainsi la disparition de la tête humérale, et
maintient, autant que faire se peut, la symétrie des
épaules ; pourquoi estropier un malade, car le port de
l'appareil prothétique devient très douloureux ?

D'un autre côté, le moignon peut exécuter quelques mouvements. Dans l'observation donnée à la fin
de ce travail, le tissu inodulaire formait un levier
mobile en communication avec le deltoïde, le grand
pectoral et le sous-scapulaire, et obéissant un peu
à ces trois muscles ; aussi peut-on raisonnable-
ment penser que le moignon conserverait quelques
mouvements. Ces mouvements s'exécuteraient avec

un levier trop court, il est vrai, pour être efficaces, mais ils empêcheraient la pression de l'appareil prothétique d'être trop douloureuse. Donc, comme avantages consécutifs, nous avons :

1º Symétrie des épaules conservée autant que possible;

2º Saillie de l'acromion, protégée par un coussinet musculaire plus ou moins mobile;

3º Rejet de la cicatrice, en avant, contre la paroi costale, cicatrice petite, non froncée.

La cicatrice ne peut se placer qu'en avant. Nous recommandons, en effet, de désinsérer le deltoïde. Sa rétraction, dans ces conditions-là, en lui faisant perdre de sa longueur, augmente considérablement son épaisseur et le presse spontanément contre le fond de la plaie si la coaptation est bien faite. Les bords de la plaie n'ont aucune tendance à se retourner en dedans, de sorte que, il ne se forme de brides fibreuses, pouvant plus tard donner lieu à des ulcérations permanentes. La pression, soit de l'appareil prothétique, soit celle des vêtements, s'exerce sur la pointe de l'acromion, mais cette pointe n'est en contact avec aucune cicatrice d'abord, et ensuite est largement séparée de toute incision par le deltoïde. En résumé, la cicatrice serait aussi bonne que possible, la rétention du pus ne se produira pas le moins du monde, et une fois la plaie étanchée, si les nœuds de ligature des artères ont été faits avec du catgut, on peut les abandonner et essayer de la réunion im-

médiate, laissant à la partie inférieure de la plaie
opératoire une assez grande distance entre les points
de suture.

CONSÉQUENCES IMMÉDIATES DE CE PROCÉDÉ.

Voyons maintenant les conséquences immédiates.

L'hémorrhagie immédiate, opératoire a, à juste
raison, préoccupé beaucoup les auteurs ; on a dit avec
raison que, dans une opération, il fallait lier avant
tout.

Cela est fort bon ; mais que dirait-on d'un chirurgien qui, pour la désarticulation de la hanche, lierait
l'aorte abdominale. Or, c'est un peu le cas ici; on a
conseillé comme un perfectionnement désirable de lier
l'axillaire, et l'axillaire au-dessus des circonflexes
pour ischémier le deltoïde ; mais mieux vaut alors
l'enlever dès l'abord et reprendre la forme de lambeaux
de Ledran père, de Gunther ; car, comment conçoit-on
la conservation d'un moignon qui n'a plus ni vaisseaux, ni nerfs? C'est un champ tout préparé pour la
gangrène ou, tout au moins, pour une suppuration
abondante.

Tandis que, si la section se fait dans l'interstice
deltoïdo-pectoral, on peut lier l'axillaire 3 centimètres
au-dessous des circonflexes, et, si la précaution ne
semble pas futile, lier la circonflexe antérieure qui,
elle, ne peut être épargnée ni dans son rameau
deltoïdien, ni dans celui qui irrigue la tête humérale

et est accolée au périoste. Cette précaution est certainement inutile, et la toision de l'artère peut seule suffire. Sinon, on peut attendre pour lier la fin de l'opération sans que l'axillaire soit en rien menacée. Le point le plus dangereux pour l'hémorrhagie après l'axillaire, c'était le point de section de la circonflexe postérieure dont les deux tronçons étaient à tout instant menacés par le couteau, et que tout d'abord on sectionnait en pratiquant la première incision verticale profonde, ce qui inondait immédiatement la plaie de sang, et rendait la vue des parties profondes bien difficile, sinon même impossible. De plus, et il peut être bon d'insister sur ce point, on ne voit pas l'artère circonflexe postérieure, ni le nerf ; jamais on n'en approche, qu'au moment où le couteau contourne en arrière la tête humérale. Tout est possible, mais il est fort douteux qu'un opérateur sinon exercé, du moins attentif, sectionne l'artère circonflexe postérieure en ce moment-là. Donc, on n'a plus pour donner du sang que les rameaux tricipitaux de l'humérale profonde et, comme la ligature porte au-dessus de son origine, il n'y a rien à craindre.

Les rameaux musculaires peuvent être négligés, puisque l'hémorrhagie qu'ils donnent s'arrête spontanément.

L'hémorrhagie immédiate par les rameaux deltoïdiens est impossible si le deltoïde a été respecté en avant et en arrière; mais ne pouvait-il se produire là une congestion active du deltoïde? Cela est possible,

probable même, quoique cependant on respecte les
veines deltoïdiennes, autant que l'artère circonflexe
postérieure. De plus, si l'afflux du sang est considérable, la compression qu'il est nécessaire d'établir
pour fixer le lambeau comprime le deltoïde et con-
tient dans de justes limites la congestion compensa-
trice qui amènerait la turgescence du moignon, et
des complications fâcheuses pour l'avenir de la plaie
et pour l'évolution cicatricielle.

Il est facile de s'expliquer la nécessité de cette
congestion. On vient d'enlever un membre, de lier
l'axillaire ; le choc du sang est, pendant quelque
temps, beaucoup plus violent que dans les autres
parties de l'organisme. Cela est facile à comprendre.
Avant l'opération, une quantité de sang animée
d'une force donnée va au membre supérieur par
l'axillaire. Les capillaires du deltoïde ne reçoivent
un courant sanguin que dérivé. Supposons le membre
soustrait, l'axillaire lié, le deltoïde reçoit par ré-
percussion un courant sanguin, augmenté de la force
représentée par le courant qui, allant au bras, dimi-
nué par la résistance que ses vaisseaux, par leur petit
calibre, opposent au courant.

Quant à l'hémorrhagie secondaire des autres vaisseaux, elle n'est pas plus probable qu'avec les autres
procédés.

Névrômes. — Les névrômes ici, comme dans tous
les cas, peuvent être évités par les précautions

usuelles, mais le procédé que nous décrivons épargne le nerf circonflexe postérieur, ce qui peut-être a des avantages, quoique le deltoïde puisse peu se mouvoir, pour la conservation de sa nutrition. Il est inutile de dire qu'il ne s'établit jamais ici de suppléance nerveuse. La dégénérescence du deltoïde après les paralysies de ce muscle, par une cause quelconque, est infaillible à peu près toujours, même avec l'emploi rationnel de l'électricité.

Nous avons trouvé, cités en maints endroits par de nombreux auteurs, cette particularité de la paralysie et de la dégénérescence du deltoïde qui laissait, dit Larrey, au bout de l'épaule, un renflement incommode et froid. La conservation facile dans le lambeau deltoïdien de l'artère et du nerf circonflexe obviait à cet incident fâcheux.

Malgaigne reportait l'incision de Larrey, en avant, dans le triangle coraco-claviculaire, mais il n'indique pas qu'il faille faire attention à respecter l'artère et le nerf, et depuis, bien d'autres ont écrit sur la médecine opératoire qui n'ont pas indiqué cette manœuvre si simple. L'excellent livre de M. Farabeuf est muet à ce sujet, et nous en avons été étonné ; car, dans plusieurs passages, on dirait qu'il va l'énoncer.

Nous allons passer maintenant à la description du procédé opératoire, le faisant suivre de quelques explications qui nous semblent indispensables et de quelques précautions qui, futiles en apparence, peuvent rendre le plus grand service. Nous n'avons pas

la prétention d'indiquer un procédé nouveau, nous
voulons seulement essayer de prouver que quelques
modifications au procédé de D. Larrey pourraient être
utiles, si l'étoffe ne manque pas.

Premier temps.

Tenez de la main gauche la région postérieure du
bras, en attirant en arrière les masses musculaires.
De la main droite, appliquez la pointe du couteau, au
dessous et un peu en avant de l'apoplyse coracoïde,
sur le bord antérieur du deltoïde, dans l'intervalle
deltoïdo-pectoral. Coupez, de la pointe, la peau jusqu'au V deltoïdien.

Deuxième temps.

Saisissez le bras par le coude, les ongles en dessus.
Passez le couteau par dessus le bras, la pointe basse :
coupez la peau de la région interne du bras, légèrement, de façon à rejoindre l'incision deltoïdo-pectorale
au bord libre de l'aisselle en ayant soin d'épargner les
vaisseaux.

Troisième temps.

Liez, si besoin, la céphalique; décollez le deltoïde,
en avant, du grand pectoral ; coupez ses insertions au
V deltoïdien, Coupez le tendon du grand pectoral dans
la coulisse bicipitale en rasant l'os, le couteau étant
parallèle à l'humérus. Coupez le plus près possible de
la cavité glénoïde le tendon du biceps. Coupez le

coraco-brachial, après l'avoir attiré devant l'humérus
(Farabeuf) après section de son aponévrose. Faites
rétracter le lambeau en haut et en arrière.

Quatrième temps.

Rapprochez le bras du tronc, tordez-le en dedans,
coupez les insertions du sus-épineux, du sous-épineux
et du grand rond, et, détordant à mesure, en dehors,
coupez la capsule d'avant en arrière. Contournez ainsi
la tête humérale en secouant le couteau jusqu'à ce
que vous arriviez au tendon du sous-scapulaire.

Cinquième temps.

Relevez le coude vers le menton verticalement ; la
tête humérale sort de la cavité articulaire. Mettez le
couteau horizontal entre la cavité glénoïde et la tête
humérale ; tirez à vous l'humérus. Rasez-en la face
postérieure, faisant bien attention à toujours tenir le
couteau à l'os ; quand vous êtes arrivé au niveau de
la section cutanée, arrêtez-vous. Liez alors l'axillaire
un peu au-dessous des circonflexes et sortez carrément
au niveau de la section cutanée, tirant fortement sur
le bras. Vous n'avez vu ni l'artère, ni le nerf circonflexes qui battent sous un feuillet aponévrotique
couvert de filaments, débris d'adhérences, et qui forme
l'aponévrose profonde du deltoïde.

Sixième temps.

Coupez les nerfs à inégale hauteur, réséquez le tendon du biceps, ras de la cavité glénoïde ; tordez les artérioles qui donnent ; rapprochez les lèvres de la plaie par des points de suture ; faites de la compression. Il faut éviter de garder une trop grande épaisseur de triceps en arrière, elle doit fatalement s'éliminer.

Comme on le voit, le procédé que nous venons d'indiquer diffère peu de celui de D. Larrey, dans les points essentiels au moins.

Est-il comme manuel opératoire plus difficile que ce dernier ? Nous ne le croyons pas. Il est tout aussi facile de faire une incision cutanée dans l'interstice deltoïdo-pectoral que de couper à fond à partir de l'acromion. Il y a un temps de l'opération qui est un peu plus délicat, surtout chez un sujet vigoureusement musclé, c'est la section de la capsule qui est plus difficilement abordable à cause de la conservation de tout le deltoïde qu'il faut faire récliner en haut et en arrière. Pour rémédier à cet inconvénient, on peut : 1° couper le tendon glénoïdien du biceps, ce qui permet à la capsule un degré d'extension plus que suffisant ; 2° faire une courte incision deltoïdienne le long de la clavicule, comme dans le procédé de résection de l'épaule de M. Paulet. Il est aussi d'une nécessité absolue de tirer le membre fortement à soi quand on fait la section postérieure parce que le triceps ne se rétracte absolument pas. Il faut aussi laisser la plus grande longueur possible aux muscles qui s'enserrent à l'extrémité supérieure de l'humérus et les couper en les désinsérant ; on diminue ainsi les clapiers qui se forment par leur rétraction qui est extrêmement vigoureuse.

Les recherches les plus récentes des chirurgiens d'armée d'Europe et des Etat-Unis font et, à juste titre, une question fort grave, fort importante de la distance d'une arme à feu, pensant en inférer la gravité de la blessure et prenant cette condition comme l'une des plus importantes pour le pronostic. L'un des premiers chez nous, par la position hiérarchique, s'appesantissait dans ses cours sur l'importance de l'appréciation de la distance pour l'intervention opératoire. M. Delorme, après des expériences nombreuses, est arrivé aux conclusions suivantes, si nous ne nous trompons pas : « Au deçà de 500 mètres, la plaie osseuse est toujours comminutive » ; « si donc une articulation est lésée en même temps que les extrémités osseuses, il faut désarticuler immédiatement ». Nous ne pouvons pas discuter le cas, voici deux observations :

Au combat de Chellala (1881), un maréchal des logis des chasseurs d'Afrique reçoit de face à dix mètres une balle qui fracasse l'extrémité supérieure de l'humérus droit, traverse l'articulation scapulo-humérale et sort directement en arrière à travers les faisceaux postérieurs du deltoïde. Ni l'artère sous-clavière, ni les nerfs du plexus ne sont atteints.

L'hémorrhagie immédiate est assez considérable, mais cède facilement aux moyens d'hémostase employés. Le membre supérieur droit est immobilisé dans un appareil extemporané. Le malade est soigné, comme le permettaient les ressources dont on disposait. De nombreux abcès se forment à la partie interne et externe du bras successivement ; et au bout de six mois la guérison par ankylose est complète. Ce soldat a été traité pour l'ankylose et les douleurs qui lui restaient pendant deux saisons aux eaux de Barèges, et les mouvements par bascule de l'omoplate, sont, en 80 jours, devenus assez étendus pour faire espérer une compensation de l'ankylose qui est toujours complète.

Donc, guérison après fracture intra-articulaire comminutive de l'extrémité supérieure de l'humérus, sans résection ni désarticulation, dans les conditions les plus déplorables.

La deuxième observation est exactement semblable à la précédente. Même blessure exactement, à bout portant, balle ronde d'un fusil à pierre (mouckala). Guérison par ankylose osseuse, sans opération au bout de huit mois.

Faut-il donc faire une condition absolue de survie dans le cas d'un traumatisme pareil, d'une opération immédiate ? La décision doit être laissée au chirurgien qui seul peut juger absolument des conditions de la blessure, mais nous venons de donner deux faits qui prouvent au moins la possibilité de la guérison, même dans les cas de fracture comminutive intra-articulaire par projectiles de guerre de petit calibre, balles, etc. .

Or, les blessures de guerre, les traumatismes qui entraînent la désarticulation de l'épaule sont en général graves au point de ne laisser aucun doute sur la ligne à suivre. Nous ne croyons donc en avoir rien à dire.

Nous donnons ici, à la suite, la relation d'une désarticulation traumatique de l'épaule par arrachement. On remarquera la conservation du deltoïde, et la persistance même après trois ans de ses propriétés fonctionnelles. Or, il est infiniment probable que si l'on conserve les nerfs et les vaisseaux du deltoïde dans une opération, on aura quelque chance de voir se produire les mêmes faits; c'est-à-dire, de voir ce muscle non dégénéré garder à peu près son volume, sa consistance et sa contractilité. Il est sans doute inutile de faire remarquer que la contractilité musculaire ne sera pas absolument normale. le muscle étant, par le manque de levier, condamné au repos presque absolu. Mais on aura une coque cicatritielle fibreuse mobile facilement sur les plans profonds.

« Le 25 juin 1878, Jean D..., âgé de 25 ans, bien constitué, travaillait à une machine à dépiquer. Sa main droite fut prise dans un engrenage, puis le bras jusqu'à l'épaule fut attiré : il y eut arrachement complet de tout le membre supérieur droit.

L'hémorrhagie immédiate fut à peu près nulle. Le malade n'eut pas de stupeur générale.

La peau de la région deltoïdienne s'était irrégulièrement déchirée, sur la face interne du bras la déchirure était plus franche. L'artère axillaire était fortement rétractée et ne donnait pas de sang ; les nerfs étaient rompus ; deux gros troncs très-haut, les autres au niveau de la rupture cutanée, ceux-ci furent réséqués séance tenante. Le long tendon du biceps s'était rompu à son insertion. Le deltoïde tout entier, hors quelques petits faisceaux d'insertion à l'humérus, était conservé, et formait un vaste lambeau postéro-externe. Le triceps déchiré très-haut : les muscles qui s'insèrent à l'extrémité supérieure de l'humérus étaient rétractés ; ceux de la région interne du bras furent régularisés avec des ciseaux et réséqués au niveau de la section de la peau.

Le chirurgien régularisa la plaie cutanée et les plaies de déchirure des muscles, puis il affronta la plaie verticalement, fit six points de suture superficielle, et à l'angle interne de la plaie mit une mèche de charpie, appliqua sur le moignon un gros tampon de coton pour le maintenir vigoureusement contre le thorax ; le tout fut maintenu par un spica.

La réaction inflammatoire fut modérée ; la suppuration presque nulle et, 27 jours après, la cicatrisation était complète.

Voici quel est l'état du moignon aujourd'hui, trois ans après l'accident :

La cicatrice est courte, linéaire, froncée, située près de la paroi thoracique en dedans d'un bourrelet volumineux formé par le deltoïde rétracté ; le deltoïde est sensible et de température égale à celui du côté gauche ; le moignon est indolore, il glisse sur les parties profondes et exécute un léger mouvement d'abduction ; le deltoïde se contracte ; pas de névrômes ; la symétrie des épaules est conservée ; le malade ne porte pas d'appareil prothétique, mais une pression même forte sur le moignon ne produit aucune douleur.

Ce moignon, tel qu'il est, est excellent ; un chirurgien qui désarticulerait ne s'en contenterait-il pas ?

Nous croyons que oui, et dans ce cas pourquoi ne pas modifier le procédé de Larrey de façon à en avoir un semblable ?

FIN

INDEX BIBLIOGRAPHIQUE

LARROQUE. — *Journal de médecine*, juin 1686, p. 3.

LA GAREINE. — *Bibliothèque de Planque*, t. v, p. 9, in-4°.

LEDRAN. — *Observations chirurgicales*, t. I, p. 315, obs. 43.

GARENGEOT. — *Chirurgie*, t. III, p. 457, 2e édit., t. II, p. 382, 1re édit.

LAFAYE. — *Mémoires de l'Académie de Chirurgie*, t. II.

GROSBOIS. — *Thèses de Paris*, n° 190 (1830).

CORNUAU. — *Thèses de Paris*, n° 71 (1830).

B. BELL. — *Cours de Chirurgie* (Trad. de Boquillon), t. v.

MALGAIGNE. — *Médecine opératoire*.

VELPEAU. — *Médecine opératoire*, t. II, p. 455.

MORAND père. — *Opuscules de Chirurgie*, 2e part., p. 212.

ALANSON (E.) — *Dictionnaire de Chirurgie de Sam. Cowper*, t. I, p. 89.

DE GRAEFE. — *Dictionnaire de Chirurgie de Sam. Cowper*, t. I, p. 89.

LARREY père. — *Clinique chirurgicale*, t. III, p. 563.

GUTHRIE. — *On gunhot wounds*, p. 274-276.

RICHERAND. — *Nosographie chirurgicale*, t. IV, p. 509-511, 4e édit.

ALLAN. — *Journal général de médecine*, t. VIII, p. 406-407.

GIRAUD. — *Journal général de médecine*, t. VIII, p. 406-407.

COSTE (de Marseille). — *Bulletin social de Chirurgie* (1857), p. 222-224.

SHARP. — *Opérations de Chirurgie pratique*, p. 389.

LISFRANC. — *Médecine opératoire*, t. II, p. 181-190.

OTIS (G.) — *The surgical history of the war of rebellion*, p. 613.

TILLAUX. — *Anatomie topographique*, p. 477, 2e édit.

RICHET. — *Anatomie topographique*, p. 1045, 5e édit.

MÉDECINE OPÉRATOIRE. — Farabeuf, Dubrueil, Chrétien, etc.

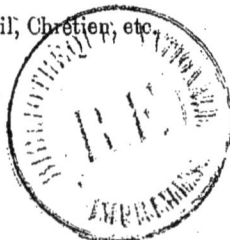